Dʳ Charles LEPORT
DE L'UNIVERSITÉ DE PARIS

ÉTUDE CRITIQUE

sur

L'OPÉRATION DE TALMA

Comme Traitement de l'Ascite

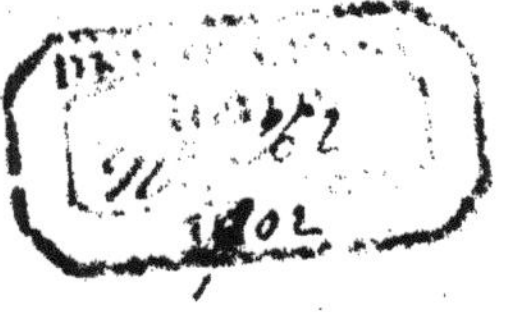

PARIS

Jules ROUSSET

36, Rue Serpente

1902

Dr Charles LEPORT

DE L'UNIVERSITÉ DE PARIS

ÉTUDE CRITIQUE

SUR

L'OPÉRATION DE TALMA

Comme Traitement de l'Ascite

PARIS

Jules ROUSSET

36, RUE SERPENTE

1902

A LA MÉMOIRE DE MON PÈRE

A MA MÈRE

A MES FRÈRES, A MES SŒURS

MEIS ET AMICIS

A MON PRÉSIDENT DE THÈSE

M. LE PROFESSEUR A. GILBERT

**Médecin des Hôpitaux,
Professeur de Thérapeutique et de Matière médicale
à la Faculté de Médecine de Paris,
Chevalier de la Légion d'Honneur.**

INTRODUCTION

L'épiplopexie ou omentopexie (de omentum, épiploon) est une opération qui consiste à suturer l'épiploon à la paroi abdominale antérieure. Cette opération, dite de Talma, qui eut, le premier, l'heureuse idée d'appliquer à l'homme ce mode de traitement, se pratique dans le cas d'ascite au cours de la cirrhose du foie ; elle a pour but de créer des adhérences qui, par les vaisseaux néoformés, permettront une dérivation du sang porte arrêté au niveau du foie. M. Mauclaire l'a également pratiquée dans un cas d'ascite tuberculeuse.

Notre travail a surtout consisté à réunir autant d'observations qu'il nous a été possible en fouillant un grand nombre de mémoires parus à ce sujet. Nous nous sommes proposé néanmoins, après un court chapitre sur la physiologie pathologique de l'ascite et quelques mots d'historique, d'étudier le manuel opératoire, les résultats et les indications de l'épiplopexie.

Nous n'aborderons pas notre sujet sans exprimer nos

plus respectueux remerciements à tous ceux qui furent nos maîtres dans les hôpitaux et à la Faculté.

M. Mauclaire, professeur agrégé, qui nous a indiqué le sujet de cette thèse, a bien voulu nous guider dans cette étude et nous aider de ses conseils : qu'il nous permette de lui en exprimer notre profonde reconnaissance.

M. le professeur Gilbert nous fait le grand honneur d'accepter la présidence de notre thèse, qu'il soit assuré de toute notre gratitude.

CHAPITRE PREMIER

Physiologie pathologique de l'ascite dans les cirrhoses du foie.

L'ascite est l'hydropisie du péritoine : elle est un symptôme que l'on peut dire constant de la cirrhose atrophique, mais on la voit également dans les cirrhoses hypertrophiques, et dans cette catégorie de cirrhoses que M. Dieulafoy appelle avec juste raison cirrhoses mixtes.

La pathogénie de cette ascite est loin d'être élucidée. On a invoqué comme cause de l'épanchement ascitique les lésions péritonéales qui accompagnent souvent les cirrhoses, périhépatites, voire même péritonites chroniques d'origine alcoolique.

La cirrhose du foie est assez fréquemment associée à la tuberculose siégeant au foie et au péritoine; ces lésions entrent certainement pour une part dans la production de l'ascite.

M. le professeur Dieulafoy dans son *Manuel de pathologie interne* se demande si l'ascite chez les cirrhotiques ne tient pas également à des lésions intéressant directement les origines mésentériques et péritonéales de la veine porte. Ses savantes recherches prouveraient peut-être que l'inflammation veineuse systématique qui domine le processus de la cirrhose atrophique frappe le système porte aussi bien dans ses branches d'origine (rameaux extrahépatiques) que dans ses branches de terminaison (rameaux intrahépatiques). Ces lésions entreraient pour une part dans la pathogénie de l'ascite.

Dominant ces diverses théories, il y a la théorie mécanique, la plus ancienne en date et certes la plus importante et qui n'est pas la moins vraisemblable, bien qu'elle se trouve quelquefois en défaut. « Les altérations des veines portes dans le foie, la transformation de leurs parois, le rétrécissement de leur calibre, leur oblitération par des thromboses, tout cela est un obstacle à la circulation veineuse intrahépatique, aussi un épanchement peut-il se faire dans le péritoine comme un œdème se fait dans le tissu cellulaire de la jambe lorsque les veines principales sont oblitérées. »

On ne peut nier l'influence que doivent avoir sur la production de l'ascite les causes mécaniques que nous venons d'énumérer, et c'est sur cette base peut-être un peu étroite que Talma a établi le traitement de l'ascite qui fait le sujet de notre étude.

CHAPITRE II

Diminution de l'ascite par les anastomoses naturelles des deux systèmes cave et porte.

A l'obstacle de la circulation porte qui produit l'ascite, il y a un correctif, c'est la formation veineuse extrahépatique, circulation supplémentaire qui a pour but de ramener au cœur, par une voie détournée le sang du système porte arrêté au niveau du foie.

Voici comment s'établit cette circulation complémentaire : outre le sang que le foie reçoit de la veine porte, il reçoit encore normalement du sang veineux provenant de veinules nées à des sources diverses. Ces veinules, que M. Sappey a réunies en cinq groupes, forment le système des veines portes accessoires.

Les trois premiers groupes : *gastro-hépatique*, comprenant des veinules nées de l'estomac et de l'épiploon gastro-hépatique, *cystique*, formé par des veinules issues de la vésicule biliaire, celui des *veinules nourricières* de la veine porte, de l'artère hépatique et des conduites biliaires, n'ont en pathologie qu'une bien faible importance.

Il n'en est pas de même des deux autres : le groupe du *ligament suspenseur* qui se compose de veinules très grêles descendant du diaphragme vers le foie en suivant le ligament suspenseur de cet organe, et le *groupe parombilical*, le plus intéressant de tous, constitué par toute une série de veinules qui prennent naissance dans la paroi antérieure de l'abdomen au voisinage de l'ombilic et de là se portent vers le sillon longitudinal du foie en suivant le ligament suspenseur.

Ces deux derniers groupes entrent en relation d'une part avec les radicules des veines thoraciques et mammaires internes, tributaires de la veine cave supérieure ; d'autre part avec les veines épigastriques et les veines sous-cutanées abdominales tributaires de la veine cave inférieure.

Les vaisseaux que nous venons d'indiquer ne sont pas les seuls à favoriser la circulation dérivative qui s'établit le plus souvent lorsque le courant normal de la veine porte à la veine cave inférieure, à travers le foie, est gêné ou interrompu.

Le système porte communique par un bon nombre de ses radicules avec des réseaux qui sont tributaires des veines caves : il y a aux confins des deux systèmes des anastomoses qui les unissent l'un à l'autre et qui augmentent de volume à l'état pathologique pour permettre au sang emprisonné dans le système porte de s'écouler, par un trajet rétrograde dans la veine cave ou dans l'azygos.

La plus importante de ces anastomoses se trouve au niveau du rectum où la veine hémorrhoïdale supérieure.

branche d'origine de la veine porte par la mésentérique
inférieure s'unit avec les hémorrhoïdales moyennes et
les inférieures qui se jettent dans l'hypogastrique soit
directement, soit par l'intermédiaire de la honteuse interne.

Il en existe une autre au niveau du cardia où les radicules de la coronaire stomachique entrent en relation
avec les veines œsophagiennes lesquelles se déversent
soit dans les intercostales, soit dans les azygos. Un
troisième groupe d'anastomoses (système de Retzius)
existe dans les parois elles-mêmes du tube intesti-
nal, où les radicules des veines mésentériques commu-
niquent avec les radicules de plusieurs petits troncs qui
au lieu de se diriger vers le foie se rendent soit à la
veine cave inférieure, soit à l'un de ses affluents.

Tous ces groupes veineux peu apparents à l'état normal constituent de véritables anastomoses qui font
communiquer la veine porte avec l'une ou l'autre des
veines caves. Cette circulation complémentaire est parfois tellement développée qu'elle simule autour de l'ombilic une tête de méduse, *caput medusæ*; cette sup-
pléance de la veine porte insuffisante peut retarder
l'apparition de l'ascite, peut même la diminuer, mais il
n'est guère de cas où elle l'ait fait disparaître. Peut-être
faut-il expliquer cet insuccès par l'insuffisance malgré
tout de cette circulation collatérale naturelle à détruire la
pression intraportale exagérée et par là même à empê-
cher l'épanchement ascitique. Et dans ce cas l'opération de Talma. c'est-à-dire la suture de l'épiploon à la
paroi abdominale antérieure, ne trouverait-elle pas sa

véritable indication, puisqu'elle aiderait au processus
naturel de guérison en permettant, par la formation de
nouveaux vaisseaux dans les adhérences. le dégagement
de la circulation porte et une dérivation plus complète.

CHAPITRE III

Historique de l'épiplopexie.

1. — Avant de passer à l'analyse des faits dans lesquels cette cure de l'ascite a été tentée, il y a lieu de rappeler certaines expériences sur les animaux en rapport avec l'opération dont il s'agit. Nous voulons parler des recherches expérimentales sur les conséquences de l'abouchement immédiat de la veine cave inférieure avec la veine porte, recherches qu'un médecin russe, M. N. V. Eck, a le premier entreprises, en 1877, mais qui ne furent terminées qu'une quinzaine d'années plus tard par MM. Hahn, Massen, Nencki, et Pavlov à l'Institut de médecine expérimentale de Saint-Pétersbourg.

C'est dans l'intention de trouver un procédé opératoire susceptible de remédier aux conséquences de la stase sanguine dans le foie que M. Eck a eu l'idée d'établir chez des animaux une communication permanente entre la veine cave inférieure et la veine porte après ligature préalable de cette dernière près du foie.

Les résultats de ces expériences ont été des plus désastreux : sur huit chiens sept succombèrent en l'espace d'une semaine et le huitième s'échappa au bout de deux mois et demi, avant qu'on ait pu étudier sur lui les effets de l'opération.

Munis d'instruments perfectionnés et opérant suivant toutes les règles de l'asepsie, MM. Massen et Pavlov ont été plus heureux que leur devancier. Ils sont parvenus à conserver vingt chiens sur les soixante qu'ils avaient opérés : ont survécu les animaux chez lesquels l'orifice de communication entre les veines n'était pas assez grand pour rendre possible un mélange trop rapide des deux sangs ni assez petit pour pouvoir être obturé complètement par les caillots sanguins. Presque tous ces chiens ont passé par une période d'excitation et ont parfois présenté des accès convulsifs suivis de coma. Ces phénomènes, fort semblables aux troubles urémiques chez l'homme, se sont souvent dissipés à la longue, mais ils se reproduisaient et se terminaient quelquefois par la mort dès que l'animal ingérait de la viande. Ce fait s'explique par l'auto-intoxication qui résulte de la pénétration directe dans la veine cave inférieure, sans passage préalable par le foie, du sang provenant de l'intestin et chargé de substances toxiques d'origine carnée.

Les recherches que nous venons de résumer présentent, comme on le voit, pour la question de la cure opératoire de l'ascite dans la cirrhose du foie un intérêt plutôt historique et physiologique que pratique, la création d'une communication directe entre les troncs de la

veine cave et de la veine porte constituant une opération trop dangereuse pour pouvoir jamais être tentée
chez l'homme.

Tel n'est pas le caractère d'un autre genre d'expériences sur les animaux que M. le professeur Tilmann
a instituées plus récemment et qui serrent de près la
question de l'intervention chirurgicale chez l'homme.

Cet auteur, après avoir ouvert le ventre à un chien vi-
goureux, sutura le mésentère dans un cul-de-sac entre
la peau et les muscles de l'abdomen et lava la cavité
abdominale avec une solution de sublimé à 1/1.000 afin
de détruire l'endothélium péritonéal et de provoquer
des adhérences entre la séreuse et les intestins. Au bout
de huit jours il pratiqua une seconde laparotomie, et lia
la veine mésentérique. Enfin, après un nouvel intervalle
de huit jours. M. Tilmann ouvrit une dernière fois le
ventre et appliqua une ligature sur la veine porte tout
près du foie. Le chien présenta des selles sanguino-
lentes, mais ne tarda pas à se rétablir. La réunion im-
médiate fut obtenue et bientôt on vit se développer de
nombreuses dilatations des veines sous-cutanées abdominales. Le ventre, d'abord volumineux, s'affaissa à la
suite d'une hémorragie abondante qui survint par une
ulcération siégeant au sommet d'une hernie ventrale qui
s'était formée sur ces entrefaites. A partir de ce moment
le chien n'a plus offert rien d'anormal ; trois mois plus
tard il fut sacrifié et on trouva la veine mésentérique
transformée en une travée de tissu conjonctif. La veine
porte ne présentait au niveau de la ligature qu'un orifice
gros comme une tête d'épingle, et dans le foie on cons-

tatait de nombreux foyers de dégénérescence graisseuse.

Des animaux témoins auxquels M. Tilmann avait lié la veine porte ou la veine mésentérique sans avoir préalablement créé une circulation collatérale au moyen d'adhérences péritonéales, ont tous succombé.

Ces faits prouvent la possibilité d'influencer d'une façon réelle la circulation du système porte par la production d'adhérences péritonéo-viscérales et permettent de concevoir un procédé applicable au traitement de la pyléphlébite, de la cirrhose atrophique du foie et même de certaines tumeurs inopérables provoquant des troubles de la circulation par la compression de la veine porte.

II. — D'après M. Lens les deux premiers essais en vue de provoquer des adhérences péritonéales, dans la cirrhose du foie avec ascite, par la suture de l'épiploon à l'abdomen ont été faits, sous l'inspiration de M. le professeur S. Talma, d'Utrecht, l'un par M. Van der Meulen en 1889, l'autre par M. Schelkly en 1891. Le premier opéré succomba au bout de quelques heures, probablement au shock. Le second, dans un accès de delirium tremens, s'arracha le pansement quinze jours après l'opération, au moment où un *caput medusæ* très net s'était déjà formé et succomba à la péritonite. Dans un troisième cas, M. Lens pratiqua lui-même la suture de l'épiploon aux lèvres de l'incision abdominale, mais l'ascite se reproduisit et le malade mourut cachectique au bout de cinq mois et demi (1892).

Viennent ensuite par ordre chronologique deux cas

opérés par MM. Drummond et Morison en 1896 ; remarquons en passant que ces deux chirurgiens anglais furent les premiers qui obtinrent un brillant résultat de cette opération, aussi les Anglais et les Américains ont-ils proposé de donner au procédé opératoire le nom de « opération *Talma-Drummond et Morison* ».

En 1898 MM. Talma, Weir, Neumann publient successivement des cas du même genre qu'ils opérèrent avec quelque succès. En 1899 MM. Rollesson et Turner traitèrent de la même façon des ascites dues à la cirrhose du foie avec quelques modifications dans le procédé opératoire.

Depuis lors il a été publié plusieurs observations et les succès obtenus dans un grand nombre de cas ne permettent pas de délaisser cette opération qui inspira peu de confiance au début.

En octobre 1900, M. Mauclaire fit l'épiplopexie pour une ascite qui fut plus tard seulement reconnue de nature bacillaire, car au cours de l'opération aucune granulation ne fut visible sur le péritoine viscéral.

CHAPITRE IV

Manuel opératoire

La technique enseignée par M. Talma et employée
MM. Van der Meulen, Schelkly et d'autres consistait à
ouvrir la cavité abdominale par une incision médiane
entre l'ombilic et la symphyse pubienne, à évacuer l'é-
panchement, suturer simplement l'épiploon à la paroi
abdominale et enfin fermer la plaie sur un tube de verre
introduit dans le cul-de-sac de Douglas à la partie inférieure de l'incision.

Dans le but de provoquer plus sûrement des adhérences quelques chirurgiens ont frotté, les uns avec une
éponge, les autres avec une compresse, une curette plus
ou moins mousse, voire même avec les ongles, la surface du foie, de la rate et du péritoine pariétal. Plusieurs
autres modifications ont été apportées à cette technique
mal fixée et en 1901 M. Schiassi, chirurgien des Hôpitaux de Bologne, a décrit sous le nom de « *déviation
chirurgicale du sang de la veine porte* » un procédé dont
il a dans deux cas reconnu les avantages.

« Le procédé que je préconise, écrit-il, consiste essen-
tiellement à étaler et à fixer le grand épiploon au-dessus
du péritoine pariétal, au-dessous d'un lambeau composé
de la peau du fascia superficiel et des muscles de la
paroi. »

Il comprend les temps suivants :

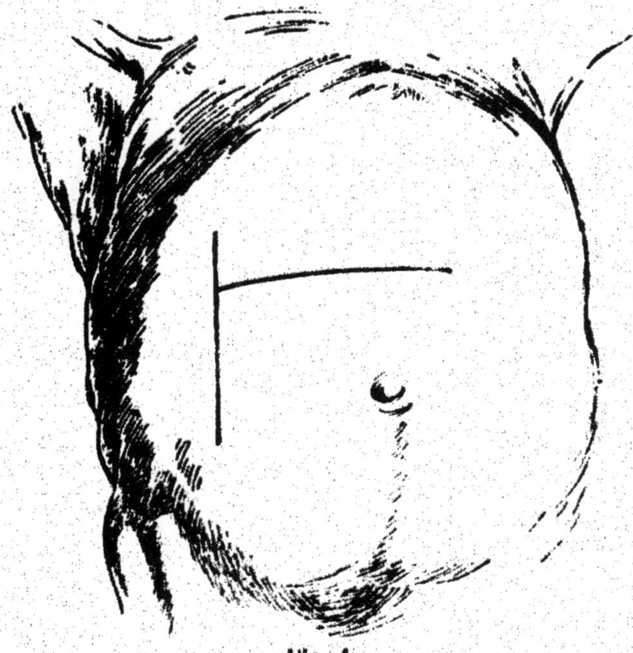

Fig. 1

Premier temps. — INCISION DE LA PAROI
(Fig. 1 et 2)

On trace, sur le prolongement de la ligne mamelon-
naire droite, une incision para-hépatique verticale, lon-

gue de 15 à 20 centimètres, qui commence au niveau du rebord costal et se dirige vers la fosse iliaque ; une seconde incision, perpendiculaire à la première, s'amorce sur celle-ci à l'union de son tiers supérieur et de son

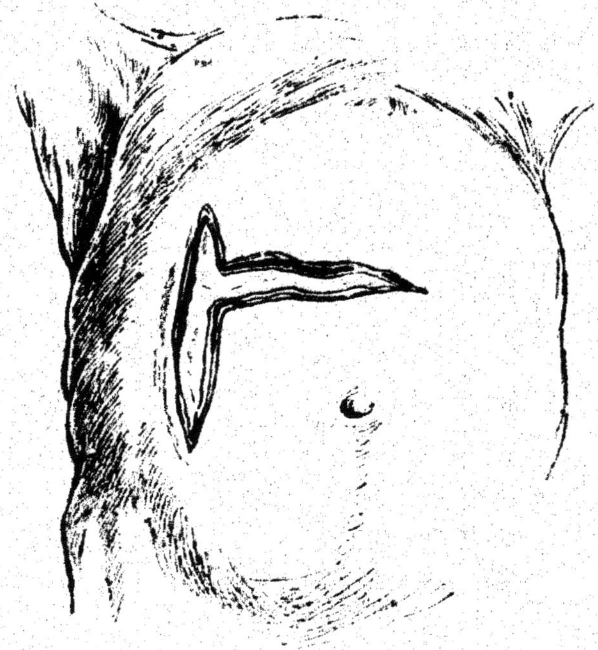

Fig 2

tiers moyen et va se terminer à l'épigastre, à quelques centimètres de la ligne médiane.

Après avoir incisé la peau, on sectionne de même le fascia et les muscles et l'on ne s'arrête qu'au péritoine pariétal.

Deuxième temps. — OUVERTURE DE LA CAVITÉ
ABDOMINALE *(Fig. 3)*

On saisit le péritoine entre deux pinces à dissection
et on y pratique au bistouri une petite boutonnière qui
permet au liquide de s'écouler lentement ; ceci fait, on

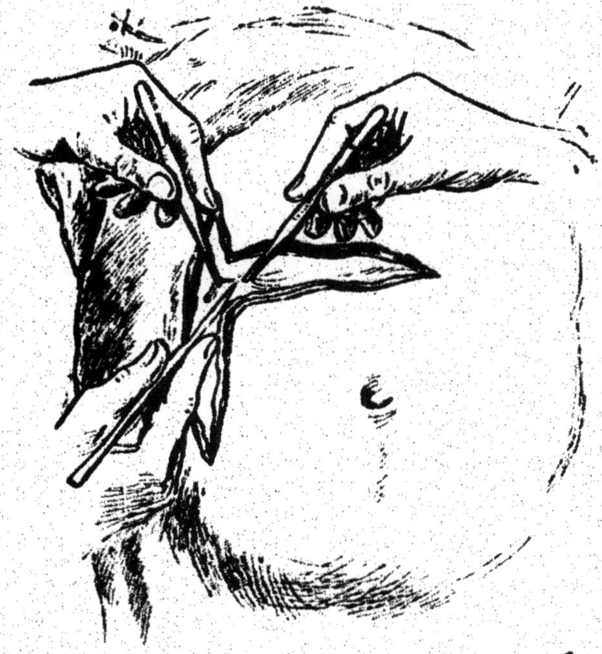

Fig. 3

sépare d'avec le péritoine les deux lambeaux musculo-
cutanés précédemment délimités et on les rejette l'un
vers le haut, l'autre vers le bas, où ils sont maintenus
par deux pinces de Kocher ; puis on ouvre la séreuse

suivant les lignes d'incision des téguments. A ce mo
ment on examine soigneusement le foie, surtout au niveau du hile, ainsi que les autres viscères abdominaux
et l'on vérifie l'existence des indications opératoires.

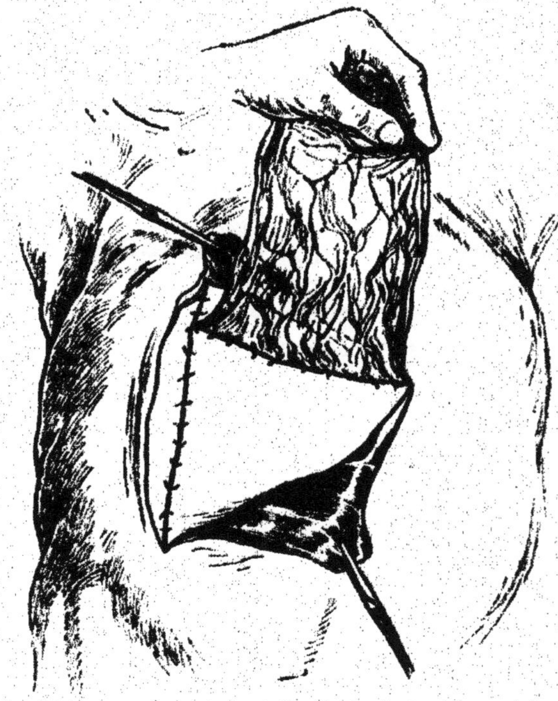

Fig. 4

Troisième temps. — EXTÉRIORISATION DU GRAND
ÉPIPLOON *(Fig. 4)*

On attire dans la plaie transversale la plus grande
quantité possible d'épiploon, et on suture tout autour le

péritoine par des points séro-séreux détachés, en ayant grand soin de ne pas comprendre de vaisseaux dans les anses du fil. Un large lambeau épiploïque est ainsi rendu extra-péritonéal.

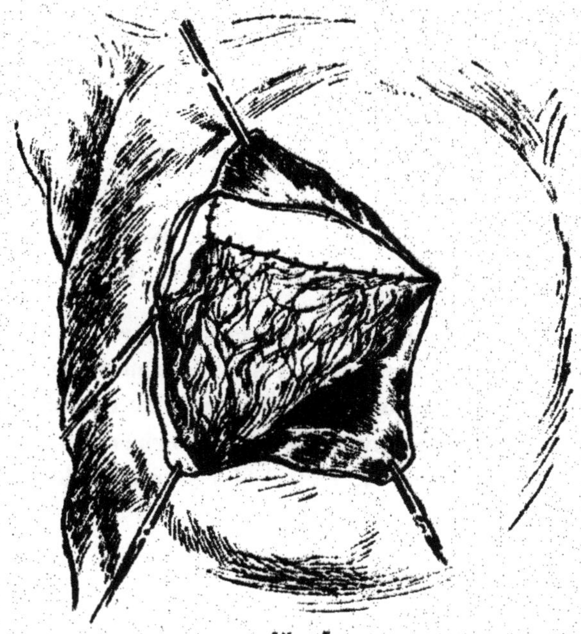

Fig. 5

Quatrième temps. — FIXATION DU GRAND ÉPIPLOON ENTRE LES MUSCLES ABDOMINAUX ET LE PÉRITOINE
(Fig. 5)

La portion d'épiploon que l'on vient d'isoler est étalée entre les muscles de la paroi et le péritoine et frottée avec un tampon de gaze imbibée de la solution de sublimé au millième, afin de détruire le revêtement endothélial et de favoriser de la sorte la formation des adhérences ; mais ces frictions doivent être très légères de façon qu'il ne se produise pas des adhérences trop solides : celles-ci, loin d'activer le développement des vaisseaux de nouvelle formation, y porteraient obstacle. Puis les extrémités du lambeau épiploïque sont fixées au moyen de deux ou trois points de catgut.

Cinquième temps. — SUTURE DES LAMBEAUX MUSCULO-CUTANÉS (*Fig.* 6)

« On procède enfin à la suture à deux étages des lambeaux musculo-cutanés ; j'emploie généralement pour la réunion des muscles et du fascia du catgut un peu fort et je fais des points assez rapprochés ; la peau est suturée à la soie n° 5. Tout drainage me paraît inutile. »

« Il ne me reste, continue M. Schiassi, à justifier ma façon de procéder.

« La raison pour laquelle je préconise une incision para-hépatique est que cette incision permet, ce qui est essentiel, d'examiner le foie et surtout la région du hile ; la suture horizontale a pour but de rendre possible un étalement large de l'épiploon sans que celui-ci soit ni tordu ni comprimé. Mais le principe essentiel de ma méthode est la fixation du lambeau épiploïque entre les muscles et le péritoine et non entre la peau et les muscles, comme ont fait la plupart des chirurgiens qui ont pratiqué des opérations de ce genre.

« A cela je trouve plusieurs avantages. D'abord on peut suturer avec soin et complètement le fascia, ce qui met à l'abri des éventrations toujours à craindre quand on

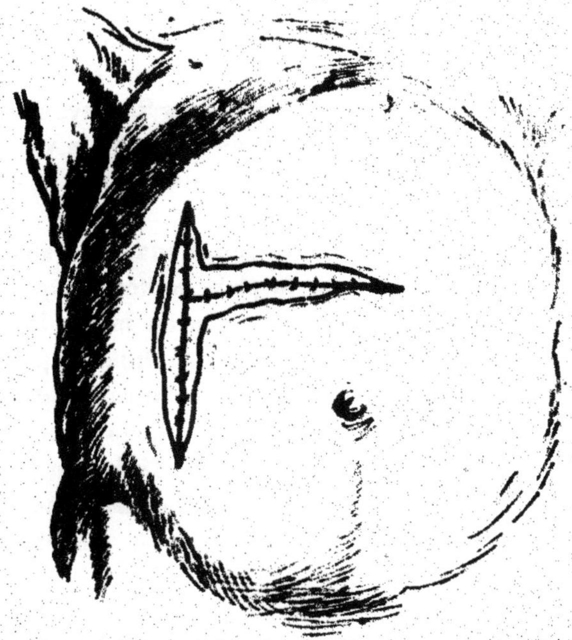

Fig. 6

ne prend pas cette précaution : en outre le but de l'opération est de mettre les vaisseaux mésentériques en rapports aussi étroits que possible avec les vaisseaux abdomino-thoraciques, c'est-à-dire avec les origines des veines mammaires internes et épigastriques ; or les origines de ces veines se trouvent non sous la peau, mais dans la couche sous-musculaire.

« Enfin puisque nous cherchons à détourner le sang portal soit vers les mammaires et les azygos, soit vers les épigastriques et l'iliaque, il me semble qu'il serait utile dans certaines cirrhoses — et autant que ce serait praticable — d'utiliser dans ce but le second des groupes veineux portes accessoires décrites par Sappey, c'est-à-dire les veinules qui viennent du fond de la vésicule biliaire, en suturant cette dernière à la paroi et en drainant sa cavité. »

« Je crois inutile, et même dangereux, de drainer la cavité péritonéale tant par la plaie péritonéale que par une contre-ouverture pratiquée plus ou moins loin, et cela pour deux raisons : d'une part, le drainage prédispose beaucoup aux éventrations secondaires ; et, d'autre part, surtout dans les maladies dont nous nous occupons, le drain est une voie fréquente d'infection ; c'est ainsi que l'opéré de Weir succomba le cinquième jour à une péritonite généralisée consécutive à une infection à travers le drain. »

M. Schiassi ne parle pas de l'anesthésique à employer ; la question a été discutée plusieurs fois et les chirurgiens anglais, américains et italiens qui en parlent semblent avoir une préférence marquée pour l'anesthésie locale par la cocaïne.

Ils injectent de la cocaïne simplement sur le trajet de l'incision et se basent sur ces faits que l'opération de l'épiplopexie se fait aussi rapidement qu'une laparotomie exploratrice, et que les cirrhotiques que l'on a l'occasion d'opérer sont parfois dans un tel état de dépression qu'ils supportent mal l'éther ou le chloroforme.

Les docteurs Frazier et Roberts dont l'opinion est rapportée dans les *Annals of surgery* de 1901 ont employé la cocaïne et n'ont eu qu'à s'en féliciter. Le docteur Mac Arthur est pleinement de leur avis et regrette de n'avoir pas connu plus tôt leur communication car il n'administra l'éther, à son malade, qu'avec beaucoup d'appréhension

En Italie on se montre généralement partisan de l'anesthésie locale à la cocaïne, vu la rapidité avec laquelle on peut pratiquer cette opération.

La cocaïne en injections hypodermiques semble donc de l'avis d'un grand nombre de chirurgiens suffisante pour exécuter cette opération qui présente de grandes analogies avec la laparotomie exploratrice.

CHAPITRE VI

Résultats.

D'après les observations que nous avons relatées, les résultats obtenus dans les cas où l'opération de Talma a été pratiquée sont en général très satisfaisants.

Sur 53 cas nous trouvons :

Guérisons complètes	20
Améliorations très grandes	11
Mortalité et améliorations peu durables	22

Ce qui donne une moyenne :

De 37 pour 100 de guérisons;

De 57,4 d'améliorations très grandes ;

De 42.5 de mortalité.

En suivant attentivement les observations on peut remarquer que dans plusieurs cas la mort n'est pas venue de l'intervention, mais bien d'une maladie intercurrente, telle que pleurésie, sclérose rénale, hémorrhagie cérébrale, ou d'un accident pendant la convalescence, c'est ainsi qu'un malade de Schelkly arrache son pansement et meurt de péritonite ; dans d'autres cas, l'amélioration continue pendant deux mois, trois mois, de sorte que l'on peut difficilement accuser l'opération elle-même du mauvais résultat obtenu.

« Ces faits positifs, écrivait en février 1900, le docteur Giovanni Lunardi, bien qu'encore peu nombreux, parlent assez en faveur de la nouvelle intervention ; dans le plus grand nombre des observations, les ponctions répétées de l'abdomen se sont montrées insuffisantes pour guérir l'ascite ; de plus, cette opération, si elle est conduite suivant les règles de la plus rigoureuse antisepsie n'est ni plus longue ni plus grave qu'une simple laparotomie exploratrice.

« Quand on a essayé tous les moyens et qu'on se voit impuissant, l'espoir d'alléger la souffrance du malade et de lui accorder quelques années de plus à vivre me semble justifier pleinement le péril qu'on peut courir dans toute opération. » (*Clinica chirurgica*, fév. 1900.)

Nous regrettons vivement que, des nombreuses observations par nous recueillies, un petit nombre seulement spécifie nettement la nature de la cirrhose à laquelle était due l'ascite. Cette lacune les rend parfois un peu obscures, et donne moins de valeur à nos arguments. Il est certain en effet que l'ascite qui accompagne la cirrhose hypertrophique évolue bien souvent d'une façon naturelle vers la guérison.

CHAPITRE VII

Discussion.

Devant de semblables résultats pour une opération à son début, il est permis de discuter sa valeur et peut-être même sa supériorité sur les autres modes de traitement de l'ascite dans la cirrhose hépatique.

Nous empruntons cette discussion à un article du docteur Guillot, paru dans la *Gazette Hebdomadaire* du 16 janvier 1902.

« Le traitement médical des cirrhoses alcooliques a donné des résultats favorables dans un certain nombre de cas, et la curabilité des cirrhoses alcooliques, du moins dans leur forme hypertrophique, est chose actuellement prouvée.

« Néanmoins le traitement médical reste le plus souvent impuissant, notamment dans les formes atrophiques.

« La *ponction* qui y est couramment associée, quoique faite seulement en vue de débarrasser le malade temporairement de son ascite, a dans quelques rares cas produit une amélioration durable. On ne doit plus aujourd'hui considérer la ponction que comme un procédé utile pour faciliter un diagnostic ou parer extemporanément aux accidents de l'ascite.

« *L'incision suivie de drainage*, que l'on a préconisée surtout dans les ascites compliquant les kystes et les tumeurs de l'ovaire, n'a jamais été pratiquée systématiquement dans les cas de cirrhose.

« Elle ne fut réalisée occasionnellement que dans les cas où par une prudence peut-être exagérée, le chirurgien crut devoir drainer après une laparotomie exploratrice. La présence d'un drain empêche temporairement la reproduction de l'ascite, mais en même temps le drain laisse une porte ouverte à l'infection. Enfin le drainage ne peut avoir par lui-même aucune action sur les causes de l'ascite et les améliorations observées sont dues uniquement à la laparotomie.

« Il est difficile de se faire une idée exacte de la *laparotomie exploratrice*. Les faits de Routier, Quénu, Segond, Faure, semblent bien être des succès, mais il faut bien remarquer que dans ces quatre observations Egrot. *Thèse* de Paris, 1898, il s'agissait d'affections hépatiques, trop mal déterminées pour qu'il ne soit pas imprudent de les considérer comme des cirrhoses alcooliques guéries. On comprend d'ailleurs difficilement sur quelle théorie pouvait s'appuyer l'idée de la simple laparotomie exploratrice, et en dehors des cas où la tuberculose péritonéale joue un rôle dans la production de l'ascite, il n'y a guère à escomp-

ter le résultat heureux de la simple ouverture de l'abdomen.

« En somme la conclusion de tout ce qui précède est que
rien de systématique ne fut tenté contre la cirrhose atrophique jusqu'au jour où Talma, d'Utrecht, partant d'un
point de vue peut être trop exclusif de l'origine mécanique de l'ascite, conseilla de *créer des adhérences entre
les organes abdominaux et la paroi.*

« Des objections de toute espèce ont été faites à cette
systématique un peu simple, mais dès maintenant nous
pouvons dire que les objections les plus solides ne va-
lent pas contre les faits et que ce n'est pas la première
fois qu'une théorie erronée aura conduit à des résultats
heureux. »

Il est infiniment probable que l'opération de Talma est
appelée à produire des effets différents suivant la technique suivie.

A lire les observations on trouve que cette technique
est variable :

1° L'abdomen a été ouvert sur la ligne médiane,
soit au-dessus, soit au-dessous de l'ombilic, sur une
ligne semi-lunaire droite, sur une ligne parallèle au bord
costal droit et à un travers de doigt de lui.

2° L'épiploon a été suturé à l'incision seule, ou à la
paroi abdominale antérieure.

3° Le péritoine a été décollé et l'épiploon suturé entre
la paroi abdominale et lui.

4° L'épiploon a été glissé entre le foie et le diaphragme
et suturé dans cette position.

5° Les surfaces péritonéales recouvrant le foie, la rate

et les intestins ont été irritées. Cette irritation a été produite avec des curettes mousses ou tranchantes, avec le crochet des forceps, avec une épingle à chapeau, avec les ongles, avec une éponge.

6° Le drainage a été employé, et dans d'autres cas l'abdomen a été refermé sans y recourir.

Des différences aussi considérables doivent produire des modifications très diverses sur les principaux éléments du processus morbide.

C'est ainsi que la production d'adhérences entre le diaphragme et le foie, augmentant la vascularisation de la glande biliaire, doit forcément modifier les modes réactionnels de celle-ci. Or, tout nous porte à croire qu'il y a là un point d'une certaine importance dans le traitement des cirrhoses.

On sait depuis les travaux de Troisier, Bouchard, Lancereaux, Proust, Rendu. Gaucher et surtout depuis les travaux de Hanot et Gilbert, que les cas d'ascite curable au cours de la cirrhose atrophique mentionnent presque tous une hypertrophie notable du foie et se rapportent par conséquent à la cirrhose alcoolique.

De cette discussion il ressort nettement que de tous les procédés chirurgicaux qui ont pu être et sont employés comme traitement de l'ascite, l'épiplopexie n'est pas le moins pratique ; les résultats qu'il a donnés jusqu'ici sont plutôt satisfaisants. Néanmoins, la question n'a pas été assez approfondie. les observations *précises* ne sont pas assez nombreuses pour que ce traitement de l'ascite puisse être recommandé sérieusement.

Dans tous les cas c'est une méthode qui demande à être essayée sur une très vaste échelle pour que nous soyons fixés sur les résultats et les indications.

L'indication plus précise de l'épiplopexie existe dans l'ascite d'origine tuberculeuse à notre avis ; dans ce cas, en effet, l'opération produit des adhérences qui sont le point de départ des productions fibreuses de guérison.

CHAPITRE VIII

Indications et contre-indications.

Indications. — Malgré tous les avantages qu'offre l'épiplopexie comme traitement de l'ascite et la préférence qu'on doit lui accorder, il ne faudrait pas indifféremment opérer toutes les formes de cirrhose alcoolique. On se souviendra que la cirrhose alcoolique hypertrophique jouit d'une curabilité relative. Aussi fera-t-on dans ce cas un traitement d'attente dont la base sera le régime lacté intégral.

Il faudra bien entendu ne pas pousser à l'extrême cette période d'expectation et savoir qu'il y a trois conditions qui constituent de formelles indications opératoires:

1° La production d'une ascite énorme ;

2° L'altération profonde de l'état général ;

3° La répétition d'hématémèses menaçantes.

On nous permettra d'insister sur ce dernier point. D'après les auteurs modernes, les hémorrhagies gastro-œsophagiennes, beaucoup plus fréquentes dans la forme hypertrophique que dans l'atrophique, constituent la cause habituelle de la mort dans la première de ces formes.

Or il est évident, d'après ce que nous avons dit, que l'opération de Talma amène, au moins temporairement, un abaissement de la pression intraportale, ce qui, en attendant la guérison définitive par hypertrophie compensatrice, permettra d'escompter une assez longue période de sédation des accidents hémorrhagiques.

L'opération doit être faite de bonne heure et non *in extremis*.

Contre-indications. — Il est certains points sur lesquels les auteurs, aussi bien Italiens qu'Anglais et Français, sont d'accord. C'est d'abord qu'on ne devra pas attendre la période cachectique pour opérer. Le cirrhotique est en effet à ce moment dans un état de dépression généralisée, où toutes ses forces de résistance sont épuisées. Ses émonctoires ne fonctionnent plus ou fonctionnent mal, et les substances toxiques qui s'accumulent dans l'organisme contribuent encore à entraver le bon fonctionnement de ses organes et en particulier de ses centres nerveux.

M. Talma a nettement signalé les conditions qui contre-indiquent formellement l'opération : « L'opération, dit-il, est contre-indiquée quand il y a urobilinurie, ictère, acholie ou hypocholie, xanthème ou autres pigmentations cutanées. Par les adhérences de l'épiploon et du péritoine pariétal il peut y avoir chances d'iléus ou de troubles nerveux, mais cela ne peut faire rejeter l'opération. »

L'insuffisance hépatique et l'état cachectique, telles

sont les contre-indications bien nettes et qui ne permettent pas d'hésiter.

Indications de l'épiplopexie pour ascite tuberculeuse. Il est impossible de les préciser. Ce qui est certain c'est que les adhérences constituées favorisent la guérison de la tuberculose péritonéale ascitique.

CHAPITRE X

Observations.

OBSERVATION I

Van der Meulen. *Epiplopexie. Mort de schok.*
(*Semaine médicale*, 27 décembre 1899).

La première omentofixation fut faite par Van der Meulen sous l'inspiration de Talma, en 1889. Le malade mourut au bout de quelques heures, probablement à la suite du schok opératoire.

OBSERVATION II

Schelkly. *Epiplopexie. Mort de péritonite au quinzième jour.*
(*Semaine médicale*).

Pour le deuxième malade opéré par Schelkly en 1891, la marche des événements post-opératoires paraissaient suivre un cours normal et une circulation collatérale très nette s'était déjà formée, lorsque, quinze jours après l'opération, dans un accès de delirium tremens, il arracha son pansement et succomba d'une péritonite.

OBSERVATION III

Lens. *Epiplopexie pour ascite. Mort après quatre mois.*
(*Nederl. Tijdschr voor. Geneesk.* ; 1892.)

Lens pratiqua l'opération de Talma chez un nègre âgé de 61 ans, considérablement affaibli. La plaie opératoire se ferma en quelques jours par première intention. D'abord l'ascite se reproduisit rapidement et on fut obligé de ponctionner l'abdomen le 5 juillet, le 7 et le 22 août, le 5 et le 23 septembre, en évacuant chaque fois de 10 à 15 litres de liquide.

Puis la reproduction de l'épanchement se ralentit sensiblement, de sorte qu'une nouvelle ponction ne devint nécessaire que le 1er novembre; elle donna issue à 9 litres de liquide seulement. En outre les veines épigastriques paraissaient à cette époque plus dilatées qu'auparavant. Malheureusement le malade s'affaiblissait de plus en plus. Il mourut vers la fin de novembre.

OBSERVATION IV

Narath. *Epiplopexie pour ascite. Guérison*
(*Gazette hebdomadaire.* 16 janvier 1902.)

Dans un cas d'ascite par cirrhose du foie, Narath fit la suture de l'épiploon à la paroi abdominale; la guérison fut complète (1898).

OBSERVATION V

Narath. *Epiplopexie pour ascite. Sans amélioration.*
(*Gaz. hebd.* 16 janvier 1902.)

En 1899 M. Narath fit encore dans un cas d'ascite l'opération de Talma; mais n'obtint pas d'amélioration.

OBSERVATION VI

Ries. Epiplopexie. Guérison complète.
(Gaz. hebd., 16 janvier 1902.)

En 1899, M. Ries fit dans un cas d'ascite avec cirrhose hypertrophique la suture de l'épiploon ; la guérison fut complète.

OBSERVATION VII

Folmer, *Epiplopexie. Pas d'amélioration* (16 janvier 1902).

Cirrhose hypertrophique. Grattage du péritoine pariétal. Suture de l'épiploon. Pas d'amélioration (1899).

OBSERVATION VIII

Turner, *Epiplopexie. Sans résultat* (16 janvier 1902, *Gaz. hebd.*)

Cirrhose. Grattage du foie ; amélioration douteuse. Plus tard, suture de l'épiploon, sans résultat (1899).

OBSERVATION IX

Turner. *Epiplopexie. Pas d'amélioration.* (Gaz. hebd., 16 janvier 1902.)

Cirrhose. Grattage du foie. Pas d'amélioration (1899).

OBSERVATION X

Leconte. *Epiplopexie. Mort au 61e jour.* (Gaz. hebd., janvier 1902.)

En 1900, cirrhose atrophique. Frictions. Suture de l'épiploon. Mort au 61e jour.

Observation XI

Drummond et Morison, *Cirrhose alcoolique. Epiplopexie.*
Guérison de l'ascite (19 septembre 1896).

Cette observation a trait à une malade atteinte d'ascite avec
œdème des jambes ; le foie fut trouvé nettement cirrhotique.
L'opération a consisté à pratiquer une incision médiane entre
l'ombilic et la symphyse pubienne, à évacuer l'épanchement, à
frotter rudement avec une éponge la surface du foie, de la rate
et le péritoine pariétal, puis à suturer le grand épiploon à la
paroi abdominale, et, enfin, à fermer la plaie sur un tube de
verre enfermé dans le cul-de-sac de Douglas, au niveau de l'an-
gle inférieur de l'incision. Pour assurer le contact du péritoine
avec les viscères on appliqua sur l'abdomen, depuis l'épigastre
jusqu'à la symphyse, de larges bandes de diachylon. Au bout
de trois jours, lorsque tout écoulement avait cessé, le drain fut
enlevé. L'ascite ne s'est pas reproduite.

M. Morison a eu l'occasion, deux ans plus tard, de revoir
cette femme qui, pendant toute cette période de temps avait
continué à se bien porter ; mais une hernie ventrale s'étant formée au point où l'on avait placé le drain, une opération fut pratiquée pour la cure de cette hernie, et la patiente succomba dans
le coma, à la suite de cette dernière intervention.

Observation XII

Talma, *Cirrhose hépatique. Epiplopexie pour ascite. Résultat*
satisfaisant durable (Semaine médicale, 1898).

Enfant âgé de 9 ans, atteint de néphrite hémorrhagique, accompagnée d'anasarque et d'ascite. Dans la suite, l'anasarque
disparut, en même temps que s'amendaient les symptômes né-
phritiques ; néanmoins l'épanchement péritonéal persistait, ce

qui montrait que l'ascite était due non pas au mal de Bright, mais à un obstacle de la circulation porte. Le liquide ayant été évacué par la ponction abdominale, on trouva le foie nettement cirrhotique et augmenté de volume : la rate était hypertrophiée. Dans l'espace de six semaines on fut obligé de procéder à la paracentèse à cinq reprises différentes et de pratiquer même une incision péritonéale pour donner issue à l'épanchement qui se reproduisait constamment. Finalement, MM. Von Eiselberg et Narath, sur le conseil de l'auteur, ouvrirent le ventre et fixèrent, au moyen de sutures, le grand épiploon et la vésicule biliaire à la paroi abdominale. A la suite de cette opération, l'ascite disparut, résultat dû à la création d'une large voie collatérale pour le sang de la veine porte.

Cependant, malgré l'amélioration de l'affection rénale et la suppression de l'ascite, la rate continuait à augmenter de volume et bientôt son bord inférieur atteignit le niveau du ligament de Poupart. On se décida alors à pratiquer une nouvelle opération consistant à suturer la rate entre la peau et les muscles de l'abdomen. Au cours de cette intervention on put s'assurer qu'au pourtour des adhérences de l'épiploon et de la vésicule biliaire avec la paroi abdominale, existaient des dilatations veineuses beaucoup plus nombreuses et plus accusées que celles qu'on apercevait dans la peau. A la suite de cette seconde opération le volume de la rate diminua considérablement et les vaisseaux veineux qui étaient dorénavant chargés de déverser une partie du sang dans les veines fémorales et intercostales, se dilatèrent manifestement. Deux ans se sont écoulés depuis l'intervention ; l'enfant se porte tout à fait bien et ne présente pas trace d'ascite. Les veines sous-cutanées de l'abdomen sont encore très dilatées. La rate a diminué de volume. Le foie, bien qu'il soit encore fortement induré, parait fonctionner d'une façon suffisante, à en juger par la coloration normale de l'urine et des fèces, ainsi que par l'absence d'ictère.

OBSERVATION XIII

**Morison, *Cirrhose atrophique. Epiplopexie. Guérison
complète de l'ascite*. (*The Lancet*, 27 mai 1900).**

Un homme, âgé de 42 ans, me fut envoyé en janvier 1897
par M. G. Longbotham (de Middlesburg). Il se plaignait de
gonflement de l'abdomen. Huit semaines auparavant il avait
été obligé de quitter ses affaires pour faiblesse, ayant, après le
repas, des renvois très gênants, et présentant une certaine augmentation de volume du ventre. Depuis le commencement de
l'année l'enflure avait augmenté rapidement. Sauf trois atta-
ques de pneumonie toujours dans le poumon gauche, il n'y
avait rien à noter dans ses antécédents personnels. En ce qui
regarde l'alcool, il dit qu'il n'avait jamais pris plus d'une pinte
de bière pour son dîner et son souper, et, par hasard un verre
de whisky. Il dit avoir été toujours très sobre. Ses bras, ses
jambes et son tronc avaient maigri depuis le commencement
de la maladie. Les organes paraissaient sains, l'abdomen très
enflé et très tendu. Tous les signes d'une grande collection
liquide étaient manifestes. La rate était augmentée de volume.
Je demandai à M. Drummond de voir le malade. Il conclut
que l'ascite et la tuméfaction splénique étaient dues à une
cirrhose hépatique et qu'il fallait opérer.

L'opération fut faite le 12 janvier 1897 avec le chloroforme.
L'abdomen fut ouvert sur la ligne médiane entre l'ombilic et
l'appendice xiphoïde, suffisamment pour laisser pénétrer mon
doigt explorateur. J'introduisis ma main dans l'abdomen, et
j'avançai ainsi le long de la paroi antérieure jusqu'à trois pou-
ces au dessus du pubis. Là, je fis une autre ouverture suffisante pour glisser un drain en verre dans le cul-de-sac de
Douglas. A peu près neuf litres s'échappèrent de l'ouverture
à travers le tube.

Par l'ouverture supérieure on aperçut nettement le foie et la rate. Le foie présentait la forme typique de la cirrhose alcoolique, et quoique ses dimensions fussent moindres, il n'était pas si diminué que nous eussions pu le croire pour un foie aussi malade. La rate présentait à peu près six fois son volume normal.

Après avoir vidé et séché avec des éponges la cavité péritonéale, on épongea longuement la surface antéro-postérieure du foie, la face externe de la rate, les circonvolutions intestinales et le péritoine pariétal. Le grand épiploon fut suturé au péritoine pariétal antérieur.

Toute la surface de l'ouverture fut fermée par des sutures profondes et superficielles, et le drain fut fixé solidement au-dessous. Les jours suivants on retira par le drain, au moyen d'une pompe, le liquide à mesure qu'il se formait.

Le pansement fut changé pour la première fois le 18. Le 19 et le 20 le pansement fut changé fréquemment pour entretenir le malade au sec. Le 26 le tube fut enlevé.

Le malade rentra chez lui le 28. La blessure guérit sauf à l'endroit du drain. Dix mois après l'opération, ce malade fut présenté à une réunion de la société Northumberland. Il se sentait très bien. La rate quoique considérablement diminuée était facilement appréciable. Aucun signe de liquide dans l'abdomen.

*

OBSERVATION XV

Morison, *Cirrhose hypertrophique. Epiplopexie.*
Mort au onzième jour. (The Lancet, 27 mai 1899.)

Dans un autre cas, j'ai fait l'opération pour la cure de l'ascite.

La malade, âgée de 54 ans, me fut envoyée dans un état très grave. Elle avait une énorme distension de l'abdomen.

Treize mois auparavant elle avait remarqué que ses jambes étaient enflées.

Depuis une année, quoique ordinairement grosse, elle remarqua que son abdomen avait plus de développement, proportionnellement, que le reste du corps.

Deux mois auparavant elle était encore capable de s'occuper de ses affaires et se sentait bien. Mais l'enflure de l'abdomen et des jambes augmenta et l'empêcha de marcher. Les trois dernières semaines elle garda le lit. Sa mère était morte de consomption. Longtemps auparavant elle avait eu une bronchite et une pneumonie. Autrement sa santé était bonne. Elle portait depuis un an une hernie ombilicale.

Quand je la vis, le 5 mars 1897, les jambes et l'abdomen étaient enflés.

Il y avait une grande abondance de liquide dans l'abdomen et de l'albumine dans l'urine.

Le 6 mars je retirai par ponction 20 litres de liquide ascitique ordinaire. Cela ne fit pas diminuer la tuméfaction ; mais je pensai que celle-ci pouvait être due à une tumeur ronde, élastique que l'on sentait à la palpation.

Le 13 mars j'ouvris l'abdomen, et je trouvai une grande quantité de liquide ascitique et un kyste énorme multiloculaire. L'incision abdominale comprenait l'ombilic, et le sac de la hernie.

Après avoir séparé l'épiploon adhérent on trouva la tumeur enfouie dans le ligament large, sur l'ovaire gauche.

Il fut nécessaire pour l'enlever de faire une énucléation très étendue. On trouva très peu de sang ; le foie était cirrhotique, la rate et les vaisseaux épiploïques plus larges, on sutura l'épiploon le long de la paroi abdominale antérieure. L'abdomen fut fermé sans drainage.

La première semaine, la malade fut excessivement bien. Il semblait qu'on ne pût douter de la guérison.

Ensuite attaque de diarrhée et de vomissements. Elle présenta alors de la torpeur et refusa la nourriture.

Le 27 mars, le pouls devint intermittent ; puis elle alla

s'affaissant et mourut le 29 mars, le onzième jour après l'opération.

Après la mort, l'examen, limité à l'abdomen, corrobora l'opinion émise à l'opération. Il y avait du liquide dans l'abdomen. Les deux reins présentaient une sclérose avancée, pas plus petits qu'à l'ordinaire, mais granuleux à la surface. La capsule était adhérente ; il n'y avait pas de complications chirurgicales.

De cet examen, il résultait que la mort était due à une lésion des reins.

OBSERVATION XV

Neumann. Cirrhose atrophique. Epipoplexie.
Guérison complète de l'ascite. (Deutsche med. Wochensch.).

En juin 1899, M. Neumann (de Berlin), publiait un cas de cirrhose atrophique avec ascite, opéré par lui en novembre 1898.

Le cas avait trait à une femme qui en plus de la lésion susénoncée, avait une splénomégalie assez accentuée et de l'albuminurie.

Au moment de l'opération il existait encore un peu d'ascite qui ne tarda pas à disparaître complètement.

Six mois après, l'opérée se portait bien. La paroi était souple, l'ascite ne s'était pas reproduite, et le réseau de circulation veineuse sous-cutanée abdominale était très développé.

OBSERVATION XVI

W. Edward. Cirrhose du foie. Epiploplexie pour ascite.
Mort plusieurs mois après l'opération (The Lancet).

Le 6 avril 1899, M. W. Edward publiait une observation semblable à la première de Morison. Dans ce cas l'opération

ne réussit pas à guérir une ascite rebelle, due à une cirrhose
du foie ; son malade mourut plusieurs mois après l'opération et
l'autopsie montra une adhérence généralisée du péricarde avec
dégénérescence calcaire.

OBSERVATION XVII

Rolleston et Turner. *Cirrhose du foie. Epiplopexie.
Guérison de l'ascite. The Lancet. 15 décembre 1899).*

Un homme âgé de 46 ans est admis à l'hôpital Saint-Georges,
le 22 juin 1899. Il boit environ trois à quatre litres de bière
par jour, a eu la syphilis vingt-sept ans auparavant ; il avait
vomi trois litres de sang dans les quarante-huit heures qui pré-
cédèrent son entrée à l'hôpital ; jamais encore il n'avait eu d'hématémèse.

A l'examen du malade, on trouve la rate augmentée de
volume ; le foie est normal : il n'y a pas d'apparence d'ulcère
stomacal et nous le traitons alors pour hématémèse d'origine
cirrhotique. Il garde le lit pendant six semaines, avec une légère
élévation de température pour laquelle on ne trouve pas d'autre
cause déterminante que la cirrhose. Le ventre augmente de
volume et bientôt on ne peut plus délimiter la rate. Puis sur-
vient de l'œdème des jambes en même temps que l'ascite
augmente. Nous essayons de l'iodure de potassium qui n'amé-
liore en rien son état et nous décidons de faire une laparotomie qu'il accepte et d'établir des adhérences artificielles entre
le foie et le péritoine pariétal.

Le 31 juillet l'opération fut faite.

Depuis le malade se porta de mieux en mieux, et quitta l'hôpital le 27 août. Sa santé est grandement améliorée, mais la rate
est toujours volumineuse. Pendant quelque temps il a eu des
défaillances mentales qu'il ne sait à quelle cause attribuer. Il
se plaignait également de tiraillements intermittents dus sans
doute aux adhérences créées dans l'hypochondre. Tout récem-

ment ce symptôme avait disparu. A tous les points de vue, l'opération lui a été profitable, et la rate elle-même est moins hypertrophiée qu'avant.

OBSERVATION XVIII

Rolleston et Turner. *Cirrhose alcoolique. Epiplopexie.
L'ascite ne guérit pas (The Lancet).*

Un Français de 52 ans entre à l'hôpital Saint-Georges le 21 juin 1899 avec ascite datant de deux mois et œdème des membres inférieurs se rapportant à deux semaines.

Depuis deux mois la quantité de ses urines est notablement diminuée. Il nie avoir eu la syphilis, prétend ne prendre que rarement de l'alcool ; mais avoir bu beaucoup de vin à Paris. Le ventre est fortement distendu par l'épanchement, et l'on retire neuf litres de liquide quatre jours après l'admission du malade à l'hôpital. Douze jours plus tard l'ascite s'est reproduite. L'état du malade empire, ses forces l'abandonnent. M. Rolleston soulève la question de l'intervention chirurgicale et M. Turner se charge de l'opération.

On ouvre le ventre et la plaie donne issue à un liquide jaunâtre et trouble ; le foie est nettement cirrhotique.

Le procédé opératoire est le même que dans le premier cas.

Le malade se remet bien de l'intervention. Mais dix jours plus tard l'ascite reparaît et s'accroît dans de telles proportions qu'une paracentèse devenue nécessaire livre passage à huit litres de liquide ; celui-ci est trouble par suite de la présence de nombreux leucocytes. L'éther n'y décèle pas la présence de la graisse.

Dans la suite on pratique la ponction cinq fois et le malade quitte l'hôpital le 20 septembre. Au milieu de novembre le malade est encore alité, l'ascite est revenue et les jambes sont œdematiées.

OBSERVATION XIX

*Chewenskii. Cirrhose atrophique. Epiplopexie.
L'épanchement ascitique disparaît.
(Presse Médicale, janvier 1901).*

Femme, âgée de 38 ans, de tempérament scrofuleux et de souche alcoolique, présente depuis quatre mois de l'ascite. Elle pèse 65 kilos, a des nausées, de la diarrhée ; l'appétit est cependant asssez bon. Foie atrophié, non bosselé, à bord libre presque tranchant. Rate hypertrophiée, artères un peu scléreuses.

Le traitement médical ou antisyphilitique étant demeuré sans résultat, on se décide pour l'opération de Talma.

27 octobre. — Le professeur Bobrof fait une incision de cinq centimètres sur la ligne médiane et suture à la plaie le grand épiploon. Pendant la quinzaine qui suit l'opération la malade se sent assez mal ; son poids est de 59 kilos, son ventre se met à enfler. On prescrit alors de l'arsenic, du fer, les toniques et la diète lactée.

31 décembre. — Le ventre commence à diminuer, amélioration progressive.

9 février 1900. — Le malade va très bien, selles régulières ; l'épanchement ascitique est devenu insignifiant.

OBSERVATION XX

*Bénissowitch. Cirrhose hypertrophique. Epiplopexie.
Guérison de l'ascite (Presse médicale, 1er janvier 1901).*

1° Dans le premier cas il s'agit d'un jeune homme de 22 ans, éthylique, à antécédents bacillaires, qui avait déjà subi deux ponctions et une laparotomie.

L'auteur croyant d'abord à une péritonite bacillaire fit une seconde laparotomie. Mais à la suite de cette intervention le foie et la rate ayant été trouvés gros, l'auteur pensa à une cirrhose et pratiqua l'opération de Talma, c'est-à-dire, fixa le grand épiploon à la paroi abdominale antérieure.

A la suite de cette intervention, l'ascite qui lors des interventions précédentes reprenait son volume primitif en quelques jours, se reproduisit avec une extrême lenteur et ce n'est que deux mois après qu'il eut pratiqué l'omentofixation que l'auteur fut obligé de ponctionner six litres de liquide. L'état général s'améliora, l'appétit revint, le malade augmenta de poids.

OBSERVATION XXI

Chevenskii. *Cirrhose du foie. Epiplopexie.*
Mort au quatorzième jour.

2° Dans la deuxième observation, il s'agit d'un homme de 56 ans, malade depuis trois ans à qui l'on fit d'abord trois ponctions, les deux dernières à six jours d'intervalle (12 litres et 10 lit. 500). Les suites opératoires furent excellentes, les fils enlevés au neuvième jour ; le malade se leva le dixième et fut mis au régime ordinaire. L'état général s'améliora sensiblement ; mais le treizième jour on remarqua la présence d'une légère ascite, et le quatorzième jour le malade présenta des symptômes d'une extrême faiblesse, il eut du délire et mourut dans la soirée avec des symptômes d'insuffisance cardiaque.

Dans ce cas la mort ne peut être attribuée à l'intervention,

OBSERVATION XXII

Willems de Gand. *Cirrhose sans ascite. Epiplopexie.*
Le foie diminue de volume. (Gazette hebdomadaire, 5 sept. 1901.

Il s'agissait d'un enfant de 5 ans devenu malade vers l'âge de 15 mois et présentant les signes du carreau indolent ; un développement énorme du ventre ; amaigrissement; teint subictérique ; muqueuses cyanosées ; tumeur occupant la région médiane profonde de l'abdomen ; splénomégalie; foie débordant la cage thoracique de trois travers de doigts. Tête de Méduse très prononcée ; pas d'ascite ni d'œdème des membres.

L'état général s'aggravant et les symptômes étant manifestement dominés par la compression qu'exerçait sur la veine porte la tumeur ganglionnaire. l'intervention chirurgicale fut décidée : incision verticale de 7 centimètres à partir du bord inférieur du foie et longeant le bord externe du muscle droit.

Après avoir reconnu la tumeur mésentérique, volumineuse, en grappe de raisins, occupant le plan profond de la cavité abdominale. on attire hors du ventre une grosse partie de l'épiploon et on suture la base aux deux lèvres de la plaie péritonéale, en ayant soin de ne pas comprendre les vaisseaux dans les anses du fil. La suture étant ainsi faite dans toute la longueur de l'incision, la cavité péritonéale se trouve refermée et le lambeau épiploïque exclu de l'abdomen. Au moyen des doigts le chirurgien décolle ensuite le péritoine des muscles droits aussi loin que possible, en dépassant notablement la ligne médiane, et il introduit le tablier épiploïque bien étalé dans la fente péritonéo-musculaire ainsi produite. Suture musculo-aponévrotique, suture de la peau.

Suites opératoires très simples : réunion solide au bout de treize jours. A ce moment le réseau veineux est très apparent, mais il offre moins de turgescence qu'avant l'intervention. La rate paraît diminuée de volume ; le foie qui, avant l'opération, débordait la cage thoracique de trois travers de doigt ne la dépasse plus que de deux travers de doigt. L'état général est excellent.

Observation XXIII

Titorf. *Cirrhose hépatique. Epiplopexie. Reproduction de l'ascite.* (Gazette des hôpitaux, 1900.)

Il s'agissait d'un homme de 27 ans ayant tous les signes d'une cirrhose ; on sutura au péritoine pariétal le grand épiploon et la rate. Le malade guérit et survécut trois mois ; mais, vers la fin, il fallut le ponctionner onze fois à cause de la reproduction de l'ascite.

Observation XXIV

Titorf. *Cirrhose hépatique. Epiplopexie. Mort de péritonite.* (Gazette des hôpitaux, 1901.)

M. Titorf opère un malade atteint d'ascite par suite de cirrhose hépathique ; le malade meurt de péritonite.

Observation XXV

Grinon, *Cirrhose du foie. Epiplopexie. Guérison de l'ascite.* (Gazette des hôpitaux, 1900.)

Une femme de 47 ans avait une ascite considérable tenant à une cirrhose du foie. On la ponctionna sept fois, mais le liquide se reproduisit toujours ; on fit une laparotomie qui permit de constater qu'il n'y avait ni tuberculose, ni cancer. Comme l'état général de la malade restait satisfaisant, M. Grinon pratiqua l'opération de Talma.

Il incisa donc la paroi abdominale, décolla le péritoine pariétal, l'incisa à la hauteur de l'ombilic, fit passer à travers cette incision le grand épiploon qu'il fixa entre le péritoine pariétal et la paroi abdominale.

Depuis deux mois que l'opération a été faite, ascite a complètement diminué. La quantité d'urine qui était auparavant de 300 centimètres cubes, est montée à 1 litre 500 par vingt-quatre heures.

OBSERVATIONS XXVI à XXX

Mansell Moulin, *Cirrhose avec ascite dans les cinq cas. Epiplopexie. Deux morts. Trois guerisons. (Tribune médicale, 6 novembre 1901.)*

M. Mansell Moulin a, dans cinq cas de cirrhose avec ascite, fait la suture du grand épiploon à la paroi abdominale.

Sur ces cinq opérés deux ont succombé : un, quatre semaines après l'opération, de pleurésie ; l'autre d'épuisement huit jours après l'intervention. Dans ces deux cas, l'opération a été faite trop tard.

Sur les trois autres opérés qui ont quitté l'hôpital au bout de quelque temps, un a été perdu de vue. Les deux autres sont encore en vie et ont repris leurs occupations, cela deux ans après l'opération.

OBSERVATIONS XXXI à XXXVI

Kummel, *Cirrhose avec ascite. Epiplopexie dans six cas. Résultats très satisfaisants. (Tribune médicale, 1er janvier 1902.)*

M. Kummel a pratiqué l'opération de Talma dans six cas d'ascite par cirrhose du foie et en a obtenu des résultats très satisfaisants.

Observation XXXVII

Leconte. *Cirrhose hypertrophique. Epiplopexie. Mort au
4' jour. Gaz. hebd.*, 16 janvier 1902.)

Cirrhose hypertrophique. Frictions: suture de l'épiploon.
Mort au 4' jour.

M. Villar, de Bordeaux, signale, dans le *Journal de
médecine* de Bordeaux, du 4 août 1901, trois cas dans
lesquels il a employé. deux fois avec succès, l'épiplopexie :

Observation XXXVIII

Villar, *Cirrhose du foie. Epiplopexie. Guérison de l'ascite.*

1° La première fois chez une femme de 50 ans. atteinte d'ascite par suite de cirrhose hépatique : elle guérit.

Observation XXXIX

Villar, *Cirrhose atrophique. Epiplopexie. Insuccès.
L'ascite reparait.*

2° La deuxième observation a trait à une femme de 41 ans,
atteinte de cirrhose atrophique avec ascite abondante et persis-
tante, foie inaccessible à la palpation. On pratiqua trois para-
centèses ; chaque fois on retira huit litres de liquide. Lorsqu'on
adressa cette malade à M. Villar, il résolut de pratiquer l'opération de Schiassi ; l'opération réussit parfaitement, mais l'ascite reparut et la malade présenta bientôt des phénomènes urémiques.

— 55 —

OBSERVATION XL

Villar, *Cirrhose. Ascite. Epiplopexie. Mort.*

3° Dans le troisième cas que nous ne pouvons que signaler,
le résultat fut mauvais.

OBSERVATION XLI

Boureau, *Ascite d'origine tuberculeuse. Guérison par l'épiplopexie Le malade meurt plus tard de tuberculose pulmonaire.*

Dans la *Gazette médicale du centre* (juillet 1901), le docteur
Boureau rapporte, sur le traitement chirurgical de l'ascite,
d'origine hépatique, une observation personnelle d'un grand
intérêt. On lui envoya un enfant de 13 ans atteint de péritonite
tuberculeuse ; on pratiqua la laparotomie ; dix jours après le
liquide ascitique était revenu aussi abondant qu'avant ; ayant
lu deux observations de Kocher où il fallut deux laparotomies
pour obtenir la guérison complète, M. Boureau recommença,
l'insuccès fut le même, on dut recourir à la ponction tous les
huit jours. C'est alors que M. Boureau, faisant une troisième
laparotomie sus-ombilicale, fixa par suture le grand épiploon
sur le péritoine pariétal gauche. Il fallut encore quelques ponctions, mais bientôt le liquide ne se reproduisit plus.

Quelque temps après l'enfant mourut de tuberculose pulmonaire ; l'autopsie fit constater de grosses veines anastomotiques,
dans les adhérences créées par l'intervention ci-dessus décrite.

M. Boureau estime qu'en présence d'une ascite par obstruction de la circulation porte telle qu'une cirrhose hépatique,
on ne peut plus se borner à ponctionner indéfiniment les malades et qu'il importe d'intervenir chirurgicalement le plus tôt
possible, alors que les cellules hépatiques sont encore à peu
près suffisantes.

Observation XLII

Schiassi, Cirrhose bi-veineuse. Epiplopexie. Guérison de l'ascite.

1° Une première observation due à M. Schiassi de Bologne est relative à un homme atteint d'une symphyse péricardique ayant déterminé une cirrhose bi-veineuse par congestion passive; l'ascite était considérable. Aussitôt après l'opération le liquide se reproduisit; mais peu à peu, à mesure que la circulation complémentaire se développa, l'épanchement disparut; il ne s'est pas reformé depuis deux ans.

L'amélioration est assez notable pour que cet homme puisse goûter un bien-être qu'il ne connaissait plus.

Observation XLIII

Schiassi. Cirrhose nodulaire infectieuse. Guérison de l'ascite par l'épiplopexie.

2° Dans un deuxième fait, relaté par le même chirurgien, il s'agit d'un jeune homme de 23 ans affecté, depuis l'âge de 13 ans, d'une cirrhose nodulaire infectieuse accompagnée d'une ascite qui se reproduisait aussitôt évacuée; une des grosses ramifications de la veine porte devait être comprimée par un des nodules de sclérose ou peut-être le tronc veineux lui-même avant son entrée dans le foie était-il le siège d'une thrombose.

Après l'opération la sérosité se reforma en telle abondance qu'au cinquième et au dixième jour elle transsuda à travers la plaie opératoire; néanmoins la cicatrisation se fit bien et le sujet qui ne pesait avant l'intervention que 54 kilogr., malgré une ascite considérable, pèse actuellement 68 kilogr. avec quelques centimètres cubes à peine de liquide dans son péritoine.

OBSERVATION XLIV

Schiassi, *Cirrhose paludéenne. Epiplopexie. Amélioration notable de l'ascite.*

3° Un troisième cas dans lequel M. Schiassi n'employa pas son procédé, concerne une femme ayant une cirrhose probablement paludéenne avec une ascite abondante. Ici le résultat fut moins net sans doute parce que l'épiploon ne fut pas suturé sous les muscles et parce que la cirrhose était déjà fort avancée au moment de l'opération ; néanmoins, l'amélioration fut notable : cette femme se maintient dans un état général satisfaisant et peut vaquer à ses occupations.

OBSERVATION XLV

Mac Arthur, *Cirrhose alcoolique. Omentopexie. Guérison de l'ascite.*

A la Société chirurgicale de Chicago le 4 janvier 1901, le docteur Mac Arthur présente un malade auquel il avait fait une omentopexie pour ascite d'origine hépatique.

Cet homme avait largement usé pendant des années de boissons alcooliques et présentait un foie caractéristique. Vers le 1er octobre 1900 le malade commença à ressentir de fortes douleurs abdominales et s'aperçut que son ventre grossissait. Le 23 octobre il entrait à l'hôpital Michel Reese avec un grand épanchement péritonéal. D'après son histoire, le diagnostic d'ascite d'origine alcoolique ne présentait aucune difficulté. Le traitement médical fut consciencieusement employé, mais vainement pour le débarrasser de son ascite. On fit une ponction qui permit d'évacuer 14 litres de liquide.

L'épanchement se renouvela au point qu'il fallut le ponctionner trois fois en huit semaines. Après la dernière ponction qui fut pratiqué à la fin de novembre l'épanchement était revenu avec une telle abondance que le malade pouvait à peine respirer.

On le transféra dans un service de chirurgie et le 3 décembre M. Mac Arthur, encouragé par les précédents succès des chirurgiens anglais Drummond et Morison, lui fit une laparotomie avec suture de l'épiploon à la paroi.

Le neuvième jour après l'intervention on dut le ponctionner, mais depuis le liquide n'a pas reparu et le malade se trouve très bien ; il a recouvré appétit et sommeil ; il s'apprête à quitter l'hôpital.

OBSERVATION XLVI

Harris. Cirrhose alcoolique. Epiplopexie. Guérison de l'ascite. Mort par hémorrhagie cérébrale.

En février 1901 le docteur Harris a opéré un homme de 51 ans qui avait été grand buveur de whisky.

Il avait eu de l'ascite pendant quelque temps et son médecin le ponctionnait tous les six jours, retirant, pendant plusieurs mois, de 12 à 13 litres de liquide chaque fois. Le malade arrivait de Western Iowa, et quand il entra à l'hôpital il était très fatigué de son voyage.

L'abdomen était tellement distendu par le liquide qu'il ne respirait qu'avec peine, de plus il avait un ictère très prononcé. Le lendemain de son arrivée on l'opéra.

Les suites de l'opération furent excellentes ; le quatrième jour on dut le ponctionner, plusieurs litres de liquide furent retirés ; il revint encore, quoique moins abondant, et neuf jours après cette première ponction on évacua 4 litres. Trois semaines après l'opération le malade avait quitté l'hôpital.

Dans la suite l'épanchement ne se reproduisit jamais, les ponctions furent inutiles, l'ictère disparut et cet homme se trouvait dans d'excellentes conditions quand il mourut subitement d'hémorrhagie cérébrale. A l'autopsie on constata que dans les adhérences faites entre l'épiploon et la paroi il s'était développé un grand nombre de vaisseaux.

OBSERVATION XLVII

Th. Frazier (de Philadelphie). *Cirrhose atrophique.*
Epiplopexie. L'ascite disparait bientôt.

Elle concerne un homme d'une quarantaine d'années qui entra à l'hôpital de l'Université le 10 mai 1900. Cet homme syphilitique et alcoolique, était atteint d'une cirrhose atrophique du foie avec ascite ; le cœur était hypertrophié et l'on percevait à l'auscultation un souffle dans toute la région précordiale. L'ascite se reproduisant toujours en dépit de ponctions répétées, on fit une laparotomie le 25 juillet. L'abdomen une fois ouvert, le péritoine pariétal fut vigoureusement frotté avec un tampon de gaze, et l'épiploon suturé à la paroi abdominale sur une étendue de 7 à 8 centimètres de chaque côté de la ligne blanche ; le ventre fut refermé sans drainage.

Les suites opératoires furent bonnes, mais au troisième et au trente-sixième jour il fallut ponctionner, l'épanchement s'étant reformé ; la première ponction ramena un peu plus de 9 litres de sérosité, la deuxième n'en fournit plus que 2 litres et demi ; depuis lors le liquide n'a plus reparu. Trois mois après l'intervention l'état du malade était très satisfaisant.

OBSERVATION XLVIII

Dubourg et Mongour (Bordeaux). *Cirrhose hépatique.*
Epiplopexie. Mort.

1° Il s'agit dans la première observation d'une femme, Jeanne L.... âgée de 35 ans ; elle entre le 11 novembre 1899 dans le service de M. Durand.

Pas de syphilis, alcoolisme caractérisé.

Dans les premiers jours du mois d'août elle perdit l'appétit et constata l'augmentation du volume du ventre ; les urines sont rares et colorées.

Elle entre une première fois à l'hôpital ; dans l'espace de 40 jours on lui fait deux ponctions donnant issue chaque fois à 7 litres de liquide.

Au moment de son entrée dans le service de M. Durand on constate un amaigrissement considérable avec pâleur de la face ; ventre de batracien ; circulation collatérale abdominale très accentuée, surtout à gauche ; en somme tous les signes classiques d'une cirrhose du foie.

Le 12 novembre on lui fait une première ponction qui donne 1500 grammes. Successivement on lui fait d'autres ponctions, du 25 novembre au 8 février, on en pratique 7 qui donnent chaque fois de 8 à 13 litres de liquide. A partir de ce moment les ponctions sont renouvelées tous les huit jours environ et l'on retire chaque fois de 8 à 10 litres de liquide ascitique. Depuis le début de la maladie les urines ont été rares, la moyenne des 24 heures oscillait entre 400 et 500 centimètres cubes.

La situation ne s'améliorant pas, nous conseillons à la malade l'intervention chirurgicale pour la guérison de son ascite.

L'opération eut lieu le 25 mars 1900. Aucun incident opératoire ou postopératoire. Après l'opération, les urines un peu plus claires n'étaient guère plus abondantes. Le 5 avril ponction évacuatrice de 6 litres 1/2 ; le 29 avril ponction de 7 litres 1/2. Les ponctions se succédèrent dans la suite à huit ou dix jours d'intervalle et la malade succomba par évolution naturelle de son affection le 3 septembre 1900.

Observation XLIX

Dubourg et Mongour. *Cirrhose atrophique, Epiplopexie pour ascite. Mort.*

2° Leur deuxième observation a trait à une femme, Marie J...,
âgée de 32 ans, entrée le 1ᵉʳ mars 1901, dans le service de
M. Durand.

A partir de 1889, date où elle devint professionnelle de la
prostitution, cette malade s'adonna à l'alcoolisme ; crises d'ivresse
fréquentes. En 1896 elle est soignée à l'hôpital Saint-André
pour une gastrite alcoolique ; à la sortie elle reprend ses
anciennes habitudes ; des epistaxis et d'abondantes hématémèses ne tardent pas à apparaître.

Dans les premiers jours de février 1901, la malade constate
par hasard une augmentation anormale du volume du ventre
et survenue sans douleurs ; l'abdomen prend rapidement des
proportions croissantes, les hématémèses devinrent plus fréquentes et la gastrite alcoolique fit un retour offensif.

Elle entre alors à l'hôpital en plein coma ; cet état dure
environ quarante-huit heures.

Le 30 avril la malade présente tous les signes d'une cirrhose
hépatique ; ascite volumineuse, circulation collatérale abdominale intense, surtout dans le flanc droit. Le 3 avril, ponction
de 5 litres.

Une seconde ponction, faite le 2 mai donne issue à 5 litres
de liquide citrin et permet de se rendre compte du volume du
foie extrêmement petit ; il mesure à peine sept centimètres de
hauteur maxima en projection ; il est un peu douloureux à la
pression.

Depuis l'entrée de la malade à l'hôpital, la moyenne des
urines des vingt-quatre heures a oscillé entre 300 et 500 centimètres cubes.

L'état de la malade s'aggravait constamment ; par crainte

des ponctions abdominales elle se décida à l'intervention chirurgicale proposée depuis plus d'un mois. L'opération fut pratiquée le 24 mai 1901. La malade qui paraissait avoir bien supporté le choc opératoire, mourut le 27 mai, en état d'anurie sans avoir présenté d'élévation de la température, à l'autopsie on constate que le liquide s'est reproduit.

Observations L et LI

Dr Roberts. *Cirrhoses alcooliques. Ascite. Epiplopexie. Amelioration notable.*

Dans les *Annales of Surgery* de 1900, le docteur Roberts rapporte deux observations.

Dans deux cas de cirrhose avec ascite chez des alcooliques, il a opéré deux malades de son service.

Il employa l'anesthésie locale par la cocaïne qu'il croit préférable à l'éther. Les malades furent soulagés et leur état s'est amélioré à la suite de l'opération.

Observation LII

Cirrhose atrophique. Ascite considérable. Laparotomie. Epiplopexie. Mort de shock opératoire, par le docteur Mauclaire (obs. inédite).

Un malade âgé de 50 ans était en traitement chez M. Barth, pour une cirrhose atrophique d'origine alcoolique. Son ascite est considérable et a été déjà plusieurs fois ponctionnée. Actuellement le malade est très affaibli, très amaigri. M. Barth le fait passer en chirurgie pour tenter l'épiplopexie.

Celle-ci est pratiquée par le docteur Mauclaire, le 10 octobre 1900, à l'hôpital Necker, dans le service de M. Le Dentu. A l'ouverture du ventre, il s'écoule une dizaine de litres de liquide ascitique ; le foie est petit. L'épiploon très mince est fixé à la face postérieure de la paroi abdominale antérieure qui a été essuyée à plusieurs reprises ; cette suture est faite avec des catguts. Une dizaine de points de suture sont ainsi pratiqués sur une ligne horizontale répondant à l'ombilic. Suture de la paroi abdominale.

Le malade succomba au shock opératoire vingt-quatre heures après.

M. Mauclaire regretta de ne pas avoir procédé en deux temps, c'est-à-dire en deux séances opératoires ; la ponction évacuatrice serait faite la veille de l'épiplopexie. Les anses intestinales seraient ainsi moins manipulées dans le cas d'ascite très abondante.

<h3 style="text-align:center">Observation LIII</h3>

Ascite tuberculeuse non reconnue à l'opération. Epiplopexie. Guérison lente de l'ascite après un retour offensif et l'apparition d'adénites cervicales tuberculeuses, par le docteur Mauclaire (Observation inédite).

Jeune fille âgée de 15 ans, entre à l'hôpital Necker, service de M. Le Dentu, pour une ascite énorme. Cette jeune fille ne présente aucune trace de tuberculose dans sa famille ni dans ses antécédents personnels. L'ascite actuelle a débuté il y a quatre ou cinq mois ; elle a augmenté progressivement.

Le malade a maigri, vomit très fréquemment, s'alimente très mal.

Léger œdème des jambes, rien de particulier à signaler à l'auscultation des poumons ; rien au cœur.

Le diagnostic porté fut ascite tuberculeuse. Laparotomie le 14 octobre 1900. Après évacuation de l'ascite on ne trouve aucune granulation apparente sur le péritoine viscéral, ni sur les annexes utérines, ni sur aucun viscère.

Le foie est très gros, très congestionné, la rate également. On se décide avant de fermer le ventre à pratiquer l'épiplopexie, par une suture au catgut suivant une ligne horizontale à la hauteur de l'ombilic ; le péritoine pariétal est frotté avec des compresses sèches ; suture de la paroi.

Les jours suivants l'ascite reparut rapidement, puis elle diminua quelque peu. La malade sortit de l'hôpital le 15 décembre et alla à la campagne. Elle s'alimentait mieux et supporta plus facilement le régime lacté. A partir de janvier l'ascite disparut progressivement, et l'état général s'améliora énormément. En février et mars apparurent des adénites cervicales qui confirmèrent le diagnostic initial d'ascite bacillaire.

Le 1ᵉʳ mai la malade est revue par le docteur Mauclaire. Elle ne présente plus de traces d'ascite, aucune trace de circulation collatérale veineuse supplémentaire. Les adénites cervicales sont stationnaires, très adhérentes. A la percussion le foie est moins volumineux sans aucun doute. Etat général excellent, la malade a beaucoup engraissé. Rien aux poumons ni au cœur ; urines normales.

En somme il se peut très bien que la guérison soit due à la laparotomie uniquement. Notons cependant l'état d'hypertrophie momentanée du foie, ce qui nous a fait songer à faire l'épiplopexie dont le rôle reste hypothétique. Plusieurs observations semblables seraient nécessaires pour voir si cette épiplopexie n'activerait pas la guérison dans certains cas d'ascite bacillaire.

CHAPITRE X

Conclusions.

De cette étude sommaire découlent les conclusions suivantes :

1° L'ascite est certainement le symptôme le plus pénible pour le malade atteint de cirrhose hépatique.

2° Supprimer l'ascite chez un cirrhotique est souvent une nécessité à cause de la gêne mécanique qu'elle détermine. Mais cette suppression, même temporaire, amenant une amélioration notable, on a songé à la rendre radicale et définitive.

3° L'ascite étant due à la gêne mécanique apportée dans la circulation porte par le processus scléreux péri et endophlébitique, on y supplée en favorisant la circulation complémentaire naturelle par la création d'un nouveau système d'anastomoses entre la veine cave inférieure et la veine porte.

4° L'opération de Talma, par la suture de l'épiploon à la paroi abdominale semble bien être théoriquement un bon moyen d'obtenir une dérivation du sang porte.

5° Cette opération ne présentant pas plus de dangers et de difficultés qu'une simple laparotomie exploratrice, rien ne s'oppose à son emploi surtout quand l'ascite résiste aux autres modes de traitement et particulièrement aux ponctions répétées.

6° Il ne faudrait pourtant pas y recourir à une période trop tardive de l'affection alors que la fonction hépatique se trouve gravement compromise.

7° La statistique de 53 cas donne :

20 guérisons ;

11 améliorations ;

22 morts ou améliorations peu durables.

8° L'épiplopexie a été faite dans des cas d'ascite bacillaire, mais on ne peut pas dire si elle a joué un rôle dans la guérison consécutive.

9° En somme ce n'est pas une opération dangereuse, les résultats sont encourageants, mais des observations nouvelles sont encore nécessaires pour pouvoir être fixé sur la valeur exacte de l'épiplopexie dans les cas d'ascite cirrhotique ou tuberculeuse.

CHAPITRE XI

Bibliographie

Maignot (A.). — *Cura dell'ascite con le iniezoni intra-peritoneali d'ossigeno* in « Reforma medica », 1898, tome iv, page 583.

Revista sintiteca. : *Sulla cura chirurgica dell'ascite* in « Reforma medica », 1899, tome ii, page 469.

Rolleston and Turner. — *On the surgical treatment of the ascitis of cirrhosis by the artificial production of peritoneal adhesions*, in The Lancet, 1899, tome ii, page 1660.

Packard et Le Conte. — « *La cura chirurgica de l'ascite per cirrosi epatica* » in Reforma medica, 1901, tome i, page 849.

Froment. — « *Cura chirurgica dell'ascite cirrosica con sutura dell'epiploon alla parete addominale anteriore* » in Reforma medica, 1901, tome ii, page 144.

Bidwell. — « *Ascite curate con l'operazione* » in Reforma medica, 1901, tome ii, page 679.

Campbell Thomson. — « *La prognosi e la cura chirurgica delle asciti nelle cirrosi alcooliche del fegato* » in Reforma medica, 1901, tome iii, page 505.

Millin. — « *La cura delle ascite suturando l'omento alla parete addominale anteriore* », page 343, tome iv, in Reforma medica, 1901.

Bénissowitch (N. M.). — « Traitement chirurgical de l'ascite des cirrhoses hépatiques », in Presse médicale, 1er juin 1901, page 260.

CHERVINSKY (Prof.). — « *Traitement opératoire de l'ascite consécutive à la cirrhose du foie* », in Presse médicale du 26 janvier 1901, page 47.

FROMENT (Ernest). — « *Considérations sur le traitement chirurgical de l'ascite dans la cirrhose hépatique par la suture de l'épiploon à la paroi abdominale.* » Thèse de Paris, janvier 1901.

MANSELL MOULIN. — « *Traitement chirurgical de l'ascite* », in Gazette hebdomadaire du 7 novembre 1901, page 1061.

WILLEMS de Gand. — « *Dérivation opératoire de la circulation porte* » in, Gazette hebdomadaire 5 septembre, 1901, page 846.

AUBIAN. — « *Etude critique sur l'omentofixation* ». Thèse de Bordeaux (6 décembre 1901).

Dr SCHIASSI. — « *La déviation chirurgicale du sang de la veine porte* ». in Semaine médicale du 1er mai 1901, page 145.

— « *The treatment of ascites in cirrhosis of the liver by establishing an anastomotic circulation* ». in The Lancet, 1901, tome 1, page 346.

ROUZNETZOV. — « *Traitement opératoire de l'ascite provoquée par la cirrhose hépatique* ». in Gazette des Hôpitaux, du 7 février 1901, page 145.

VILLAR. — « *Traitement chirurgical de l'ascite dans la cirrhose atrophique du foie* », in Tribune médicale du 4 septembre 1901, page 711.

GUILLOT Maurice (du Havre). — « *De l'intervention chirurgicale dans les cirrhoses biliaires et alcooliques* », in Gazette hebdomadaire du 16 janvier 1902, page 49.

M. W. MUNELL. — « *Omentopexie dans un cas de maladie de Banti* » in Bulletin médical du 15 janvier 1902, page 42.

MANSELL MOULIN. — « *Traitement chirurgical de l'ascite* », in Journal de médecine de Paris, du 9 février 1902.

IMPRIMERIE F. DEVERDUN, BUZANÇAIS (INDRE)